MÉMOIRE

SUR LA

CÉPHALOTRIPSIE INTRA-CRANIENNE

par la méthode de M. le Dʳ F. GUYON

SON EXPOSÉ — SA CRITIQUE

PAR

LE Dʳ NICOLAS KALINDERO

ANCIEN INTERNE EN MÉDECINE ET EN CHIRURGIE DES HÔPITAUX DE PARIS,
MEMBRE DE LA SOCIÉTÉ D'ANTHROPOLOGIE
MÉDAILLE DES HÔPITAUX (EXTERNAT, 1864. — INTERNAT, 1867)

Avec Figures dans le texte.

PARIS

ALEXANDRE COCCOZ, LIBRAIRE-ÉDITEUR

30 ET 32, RUE DE L'ÉCOLE-DE-MÉDECINE

1870

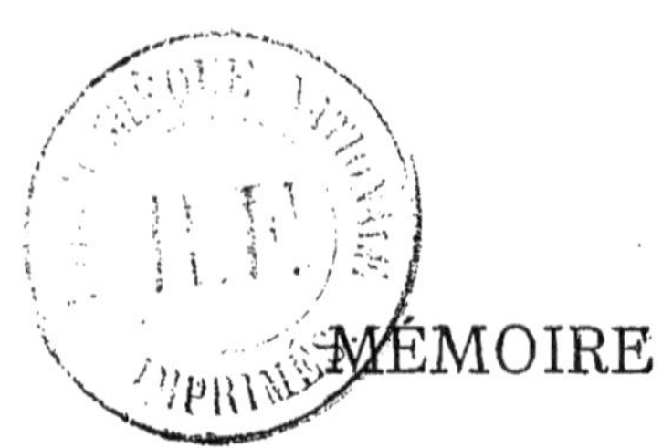

MÉMOIRE

SUR LA

CÉPHALOTRIPSIE INTRA-CRANIENNE

MÉMOIRE

SUR LA

CÉPHALOTRIPSIE INTRA-CRANIENNE

par la méthode de M. le Dr F. GUYON

SON EXPOSÉ — SA CRITIQUE

PAR

LE Dr NICOLAS KALINDERO

ANCIEN INTERNE EN MÉDECINE ET EN CHIRURGIE DES HÔPITAUX DE PARIS,
MEMBRE DE LA SOCIÉTÉ D'ANTHROPOLOGIE
MÉDAILLE DES HÔPITAUX (EXTERNAT, 1864. — INTERNAT, 1867)

PARIS

ALEXANDRE COCCOZ, LIBRAIRE-ÉDITEUR
30 ET 32, RUE DE L'ÉCOLE-DE-MÉDECINE
1870

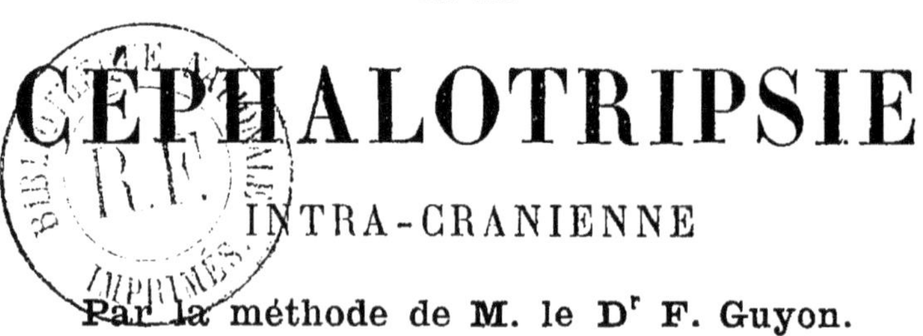

CÉPHALOTRIPSIE

INTRA-CRANIENNE

Par la méthode de **M. le Dr F. Guyon.**

SON EXPOSÉ — SA CRITIQUE

AVANT-PROPOS.

Ce travail, s'il vise à l'originalité, tout le mérite doit en revenir au savant modeste, au praticien distingué, à M. le Dr Félix Guyon, professeur agrégé à la Faculté de médecine de Paris, chirurgien de l'hôpital Necker, dont l'idée première a été déjà encouragée par un prix à la Faculté.

Mon but en choisissant ce sujet n'a été que de fixer certains points historiques, de déterminer certains points anatomiques, de résumer le nombre des observations, tant cliniques qu'expérimentales, afin d'en préciser les données scientifiques, et de faire ressortir le mérite de cette nouvelle méthode sur tous les autres procédés connus.

L'art n'a pas de limites, je le sais, ou s'il en a, il s'en faut bien qu'il les ait atteintes ; il ne paraît pas moins vrai de dire que les avantages de cette méthode sont, suivant nous, réels, et au point de vue de son application, et au point de vue de l'éducation pratique des élèves.

Je consacre donc le peu de mérite de ce mémoire, à mon cher maître et ami, M. le Dr F. Guyon, dont les bons conseils ne m'ont jamais manqué durant le cours de mes études médicales.

CHAPITRE PREMIER.

HISTORIQUE.

Première période. Les médecins se sont préoccupés, dès la plus haute antiquité, des difficultés que présentent les accouchements, dans les cas de rétrécissements du bassin et ont cherché à obvier à ce vice de conformation, par des indications diverses.

Les uns en effet se proposaient de créer une voie artificielle à la sortie du fœtus, de là l'opération césarienne ; d'autres avaient pour but de donner au bassin une plus grande amplitude, telle est la symphyséotomie ; d'autres enfin avaient pour objet de réduire le volume du fœtus ; dans ce dernier cas, on broyait le corps du fœtus, on le coupait par parties, ou bien on cherchait à écraser la tête, véritable obstacle à l'accouchement spontané : de là, la céphalotripsie ou *céphalothrypsie*. Cette méthode opératoire fut incomplétement appliquée par les auteurs jusqu'à la fin du xviiie siècle. En effet, à l'origine, Hippocrate faisait d'abord une ouverture à la tête du fœtus, à l'aide d'un instrument piquant, il en diminuait ensuite le volume au moyen d'un autre instrument, qu'il applait ωίεστρον et qui avait pour effet de comprimer la tête.

Il faisait ensuite l'extraction des esquilles au moyen d'une tenette ou d'un crochet.

Celse employait aussi des crochets.

Albucasis employait un perforateur, puis se servait d'un insirument nommé *almisdach* pour extraire la tête après avoir arraché les os qui la composent.

Mauriceau avait inventé un instrument qui se composait :

1° D'une lance servant à perforer le crâne ;

2° D'un tire-tête se composant de deux lames qui serraient les os de la voûte en s'appliquant l'une sur l'autre, et pouvant ensuite servir comme point de traction.

Cet instrument lui paraissait si bien remplir ses vues qu'il l'appelait merveilleux.

Dans cette première période, qui constitue l'enfance de la céphalotripsie, Assalini mérite une mention toute spéciale ; le premier il a écrit un mémoire sur le broiement, dans lequel il a émis des idées qui ont été simplement reprises plus tard. Ainsi, prévoyant l'objection qu'on pourrait faire au céphalotribe, d'allonger le diamètre de la tête opposé à celui qui a été saisi, il conseille d'appliquer son instrument construit d'une façon particulière, non pas sur les côtés du bassin, mais aux extrémités du diamètre antéro-postérieur, le plus généralement rétréci. (Thèse de S. F. Edouard Lauth, page 11.)

Deuxième période. Gette première période ne prit une importance réelle que depuis Baudelocque neveu. Cet auteur décrivit dans un mémoire le manuel opératoire de la céphalotripsie perfectionnée, construisit le céphalotribe, enfin chercha à faire ressortir tous les avantages de son procédé.

Cet instrument devait remplacer, suivant lui, les perforateurs et les crochets, sans danger pour la femme.

En 1829, il appliqua sa méthode avec un plein succès. Il raconte dans son mémoire comment il fut conduit à inventer son instrument. Il assistait, dit-il, à un accouchement laborieux, suite d'un rétrécissement prononcé du bassin, et qu'on termina par la perforation du crâne par le crochet aigu. La femme mourut, et les lésions furent si graves, qu'elle expira de douleur, aussitôt après la délivrance. L'autopsie démontra : le vagin criblé de perforations, le périoste du pubis gauche en partie arraché, deux fractures au pubis de ce côté.

De la lecture du mémoire de Baudelocque, il résulte que cet auteur avait en vue d'écraser la tête de l'enfant, et de la réduire par suite de la destruction des points de résistance, de la base surtout, à un très-petit volume.

Je dois dire que ce dernier point, détruire la base du crâne par le céphalotribe, est loin d'être toujours réalisé. Baudelocque le croyait, il est vrai, et après lui un grand nombre d'auteurs l'ont affirmé. Mon ami le Dr Bertin, dans sa thèse inaugurale (1), soutient que cet écrasement existe dans tous les cas, au moins après une deuxième application de céphalotribe.

Mon maître et ami M. le Dr Tarnier, dont l'autorité est connue de chacun de nous, ne veut pas croire à l'absence d'une pareille lésion après la céphalotripsie bien faite.

(1) De la version comme moyen d'extraction du fœtus, après l'écrasement de la base du crâne par le céphalotribe. Paris, 1859, n. 237.

Si j'insiste sur ce point, c'est qu'il est d'un intérêt majeur, et que la seule absence de l'écrasement de la base porterait une grande atteinte au céphalotribe. Je ne mets nullement en doute les assertions de ces honorables praticiens ; mais à côté des réminiscences, nous pourrions placer des statistiques où les lésions sont marquées d'une manière à peu près certaine.

M. Lauth examine ce point dans son excellent travail (thèse de Strasbourg, 1863, n° 696, de l'Embryothlésie et en particulier de la céphalotripsie). Sur 22 antopsies 7 fois on ne parle que des lésions des pariétaux ; sur ces 7 cas, deux fois seulement il est dit explicitement que la base du crâne était restée intacte ; deux fois on constate simplement une légère fracture du frontal soit au-dessus de l'œil, soit près de la suture coronale.

Dans un autre cas les os de la tête restèrent en connexion, on constata seulement de grandes fissures à la base du crâne. Une fois, le broiement avait été effectué sur les parties latérales du crâne, et avait porté sur tous les os de ces régions.

Une fois, les os de la voûte présentèrent plusieurs fractures, et la base du crâne une simple fente longitudinale.

Une autre fois tous les os du crâne étaient broyés ; le milieu de la base du crâne était seul intact. Une fois, les os de la voûte furent totalement brisés, et ceux de la base seulement infléchis.

Une fois presque tous les os du crâne furent broyés. Six fois, il est dit que tous les os furent brisés, et parmi ces 6 observations, il en est une où il était dit que le crâne était divisé en 53 fragments, et une autre où le broiement fut tellement complet que l'on n'eû plus assez de prise sur la tête seule, pour l'extraire, et que l'extrémité des cuillères dut reposer sur le cou. On voit donc que tous les cas où il est dit que tous les os du crâne furent broyés, est à peu près le tiers du nombre des examens.

M. Winckel a présenté à la Société d'encouragement de Berlin, en février 1863, trois crânes de fœtus qui avaient été extraits par le céphalotribe. Les lésions étaient à peu près les mêmes dans les 3 cas. Les pariétaux, l'un des deux surtout, avaient été seuls fracturés, la base du crâne se trouvait fendue d'une manière insignifiante.

Suivant cet auteur les lésions uniques et constantes produites par le céphalotribe consisteraient dans la fracture des pariétaux et l'aplatissement des parois latérales du crâne.

Henning enfin croit à l'intégrité de la base du crâne dans les cas de céphalotripsie.

Si j'insiste sur ce point c'est que malgré le grand pas fait par la découverte de Baudelocque, celle-ci ne constitue qu'une deuxième période dans le perfectionnement de la céphalotripsie, parce qu'elle n'atteint pas sûrement et toujours la base du crâne. J'ajouterai à cet égard que les succès de M. le professeur Pajot par la céphalotripsie, répétée sans tractions, me paraissent s'expliquer, autant que j'ai pu me convaincre d'après quelques expériences, par la destruction certaine de la base du crâne évidemment due aux applications réitérées de l'instrument.

Troisième période.—Les anciens anatomistes considéraient avec juste raison le sphénoïde comme la clef de voûte de l'édifice crânien; les rochers et les os temporaux en étaient les culées. Aussi rompre cette clef, c'était démolir tout l'édifice qui repose sur elle.

Les anciens accoucheurs savaient très-bien que pour obtenir une réduction très-considérable de la tête, il fallait absolument en attaquer la base, et Baudelocque a eu seulement le tort de croire que son instrument la détruisait infailliblement et toujours. Les statistiques précédentes prouvent que son opinion était au moins trop affirmative. Aussi les accoucheurs de son époque et ceux qui le suivirent jusqu'à nos jours cherchèrent-ils à obtenir ce résultat d'une manière plus certaine. Ils cherchèrent presque tous à attaquer la base du crâne directement.

Ce nouvel effort constitue, à mon avis, une troisième période dans les progrès de la céphalotripsie.

Antoine Dugès a formellement émis dès 1827 (1) l'idée de transpercer le crâne. On trouve dans son Traité d'Obstétrique de 1840, 3ᵉ édition, page 279, un chapitre sur la crâniotomie dite térébrante, destinée à être appliquée dans les rétrécissements surtout extrêmes et dans lesquels il faut nécessairement traverser les os de la base. Il fit construire des instruments spéciaux dont il donne des figures dans son traité et s'exprime ainsi ralativement à leur forme et leur application.

« Le térébellum que j'ai fait construire est une sorte de vis conique, à sinuosité profonde, et dont les pas sont tranchants, à l'exception du plus large qui est émoussé pour protéger les parties de la femme; on peut lui donner 15 lignes de diamètre et de hauteur. Cette vis ou mèche doit être d'acier, aussi bien que la tige qui la supporte; celle-ci doit avoir, avec son man-

___

(1) A. Dugès, Manuel d'obstétrique. Bruxelles, 1827.

che, une longueur de 12 à 14 pouces. Cet instrument, dit-il, poussé en spirale comme un tire-fond, peut se fixer dans les os et servir de tire-tête ; enfoncé plus avant, il traverse et brise sans peine les os de la voûte ou de la base du crâne ; il peut réduire cette dernière en fragments mobiles et susceptibles de s'aplatir et de prendre ainsi de très-faibles dimensions. »

M. le Dr Hubert, de Louvain, dont le mémoire savant et consciencieux nous a beaucoup servi dans la rédaction de cette thèse, n'a fait que rendre l'idée de Dugès plus pratique. Si j'intervertis l'ordre chronologique, au point de vue des inventeurs des sphénotribes, c'est que j'ai voulu indiquer le point de contact entre ces deux auteurs. M. Hubert a perfectionné le térébellum, et lui a ajouté une branche externe pour protéger les organes maternels. Ce dernier point lui appartient et date de 1860. Il ajoute en outre qu'il a été le premier à employer le transforateur sur le vivant ; je trouve seulement qu'il est trop affirmatif en enlevant ce mérite à Dugès.

Le succès mérité du céphalotribe de Baudelocque à son origine, un permier insuccès peut-être avec le térébellum, a pu être une raison pour que Dugès n'ait pas parlé de son application sur le vivant. Du reste, ce point reste encore à éclaircir. Ce serait une témérité de jugement égale et contraire à celle du Dr Hubert, que d'affirmer absolument la priorité de Dugès.

En faisant ce rapprochement entre l'idée de Dugès et celle de M. Hubert, nous avons voulu prouver :

1° Que « attaquer la base du crâne pour détruire le point de résistance » était une opinion ancienne qui était tombée dans le domaine scientifique, et qui n'appartient pas plus à Dugès qu'à M. Hubert ;

2° Que Dugès a eu le premier le mérite de construire un instrument, afin de détruire avec plus de sûreté ce point de résistance.

3° Son application par Dugès sur le vivant est douteuse, mais non impossible.

M. Hubert a eu le mérite de perfectionner l'instrument, et un plus grand encore selon nous, celui d'avoir publié un travail savant et consciencieux, rempli de données historiques, d'observations cliniques et expérimentales, d'où se dégage la partie critique avec honnêteté et justice.

C'est autour de ces deux instruments que doivent se ranger plusieurs autres : tels sont :

1° Le céphalotribe de Finizio, de Naples, connu dès 1842, lequel est muni d'un trocart qui glisse sur la face interne de la branche droite. On applique d'abord l'instrument, on perfore ensuite, enfin on procède au broiement.

2° M. Didot, de Liége, imaginait dès 1850 un nouvel instrument, le diatrypteur, qu'il opposait aux autres moyens de réduction, et pour lequel il sollicitait les suffrages de l'Académie de Bruxelles.

C'est une pince à os, munie en même temps d'un perforateur, mais qui ne peut servir qu'au broiement partiel de la tête.

3° Le sphénotribe du professeur Valette, de Lyon, qui a été décrit en 1857 dans la thèse inaugurale de Dumas. Il se compose d'un céphalotribe sur les branches duquel est adapté un perce-crâne.

4° L'instrument de Huter fils, qui date de 1859, et qui se compose d'un trépan qui monte entre les branches du céphalotribe allemand.

5° Enfin le sphénotribe des frères Lollini, de Bologne, qui, construit d'abord en bois (1852), n'a reçu une forme définitive qu'en 1867 ; il consiste dans un forceps sur les branches duquel vient s'ajuster un térébellum de gros calibre, qui glisse dans une boîte attachée sur l'entablure du forceps. En imprimant à ce perforateur quelques tours de vrille, on le fait pénétrer dans le crâne. On cherche alors avec le bout du térébellum le sphénoïde qu'on reconnaît à sa dureté et à ses saillies. On perfore alors la base en un ou plusieurs endroits, comme on a perforé la voûte.

Une échelle graduée sert à marquer la profondeur où a pénétré la vrille.

Tels sont les instruments connus qui ont pour but d'attaquer la base du crâne. Ils brillent tous par la complexité de la partie mécanique, par l'absence du toucher intra-crânien, et je doute fort qu'ils atteignent le but désiré.

Quant à nous, si nous devions choisir entre eux, nous n'hésiterions pas à adopter l'instrument de M. Lüer, le fabricant d'instruments. Son sphénotribe est simple au point de vue de la construction, facile à manier ; en outre il peut avoir une légère courbure, de manière à éviter les difficultés de son application dans les rétrécissements très-marqués avec saillie très-prononcée de l'angle sacro-vertébral.

Il consiste dans une tige creuse, terminée par une couronne de trépan. Dans cette tige s'engage une chaîne articulée terminée par une vis, un tire-fond ; le tout est disposé de manière que la couronne n'agisse qu'à mesure que le tire-fond se fixe sur les os. On est prévenu de la fin de l'opération par la mobilité du bouchon osseux, on n'a enfin qu'a adopter le forceps de M. Guyon pour obtenir la réduction de la tête.

Cet instrument nous paraît parfait au point de vue mécanique ; mais il nous prive toujours de la partie réellement intelligente, du toucher intra-crânien, le plus sûr moyen d'éviter les erreurs regrettables, de dresser les élèves qui n'ont qu'à mettre en pratique les notions anatomiques sur la disposition intérieure du crâne du fœtus. Par là encore on évitera le reproche de n'en faire que de véritables manœuvres, arrêtés ainsi dans leur progrès intellectuel.

Quatrième période. — J'arrive maintenant à cette nouvelle phase de l'évolution dans le perfectionnement de la céphalotripsie, qui constituerait une quatrième période, caractérisée par le toucher intra-crânien. Elle appartient en propre à M. Félix Guyon et forme réellement la partie originale de son idée.

M. Guyon, alors chef de service des accouchements à l'hôpital Cochin, a fait de nombreusés expériences avant de pratiquer sa méthode sur le vivant.

Au début, M. Guyon croyait être le premier qui eût conçu l'idée d'attaquer la base du crâne pour réduire la tête ; nous savons que Dugès a eu la même pensée. M. Hubert, de Louvain, précédé en cela par M. Didot, de Liége, a non-seulement énoncé cette idée, mais il l'a mise plusieurs fois à exécution.

L'opération de M. Guyon répond bien à la même idée que celle de M. Hubert, qui du reste n'a fait, ainsi que nous l'avons dit, que l'emprunter à Dugès, en modifiant jusqu'à son instrument, c'est-à-dire à la destruction de la base du crâne. Mais elle en diffère de la manière la plus absolue dans l'application.

Si l'opération que M. Guyon propose n'est pas nouvelle, on doit au moins reconnaître que les instruments pour son exécution, que le manuel opératoire et cer-

taines manœuvres obstétricales, qui s'y rattachent
sont entièrement nouveaux.

Les premières expériences remontent au mois de
novembre 1865 ; ce n'est qu'en janvier 1867 que
M. Guyon eut indirectement connaissance des opérations de M. Hubert, que son fils M. Eugène Hubert
avait été chargé de communiquer à M. Depaul.

Au début, M. Guyon sans avoir la moindre connaissance des résultats de M. Hubert, eut recours à un
instrument analogue à celui de ce praticien ; c'est-à-
dire à un gros tire-fond cônique avec lequel il broyait
en plusieurs points la base du crâne. Les deux auteurs
ont eu pour objectif de se servir du trou vertébral
comme point de repère. Mais M. Guyon s'aperçut
bientôt de l'impossibilité de distinguer sûrement le
trou vertébral, à l'aide de cathétérisme pratiqué d'ailleurs avec un gros instrument, et il renonça complétement à la première idée.

Il faut avouer que dès l'origine l'instrument de
M. Hubert avait un grand avantage sur l'instrument
primitif de M. Guyon. L'instrument du D᷊ Hubert en
effet ne se composait pas seulement d'un tire-fond,
mais d'une lame externe protectrice qui devait venir
arrêter l'extrémité du tire-fond, à mesure qu'il se
rapprochait de la base du crâne. Par cette lame protectrice il rendait son instrument moins dangereux.
M. Guyon insiste d'autant plus sur ce complément
instrumental, qu'à l'origine il n'y avait aucunement
songé et n'avait pour ainsi dire fait que rendre plus
pratique le térébellum de Dugès.

Cette première période des instruments ne servit
que sur le cadavre. Aussi M. Guyon, dès qu'il voulut
s'en servir sur le vivant, dut-il en modifier compléte-

ment la composition, afin de pouvoir conduire le perforateur sur un point déterminé à l'avance.

CHAPITRE II.

DESCRIPTION DES INSTRUMENTS. — MANUEL OPÉRATOIRE,
BASÉ SUR LES DONNÉES ANATOMIQUES.

Les instruments qu'il soumit à la Commission du prix Barbier furent au nombre de trois ; ce sont deux longues tréphines, et un petit forceps.

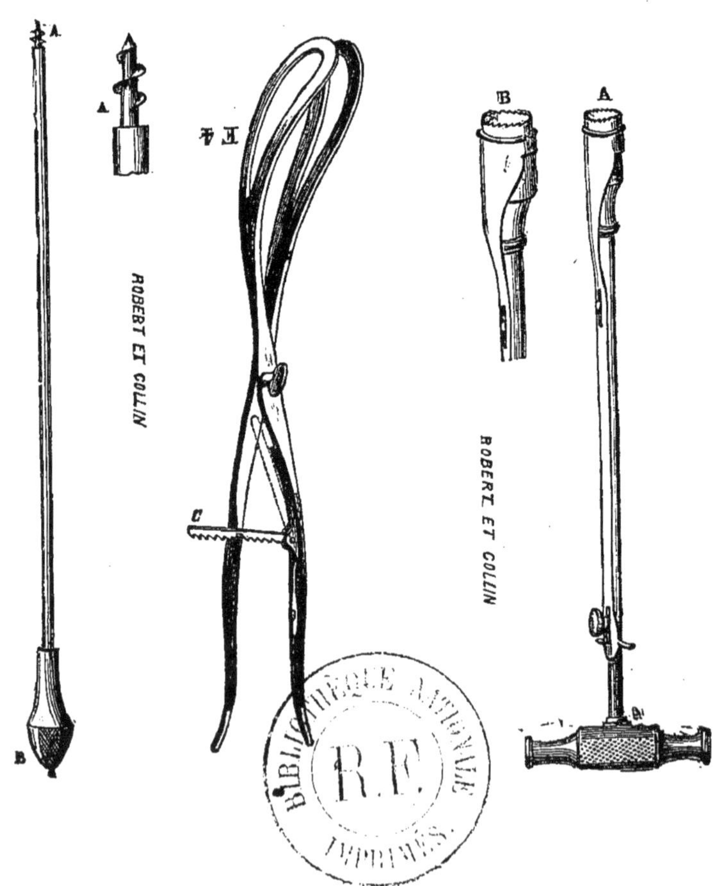

Les tréphines sont composées de deux pièces. L'une est une longue tige de fer (A B), terminée par un petit tire-fond (A) et armée d'un manche mobile (B). La seconde est une couronne de trépan (A) montée sur un long tube métallique auquel est fixé un manche transversal et fixe.

Ces deux pièces sont complétement indépendantes. La première, le tire-fond, sert à la fois de conducteur et d'axe de mouvement. Il fait corps avec la pièce osseuse à enlever et permet, pendant que l'on opère, d'apprécier le déplacement de celle-ci. On peut le plus habituellement attirer cette pièce à l'extérieur avec le tire-fond auquel elle reste fixée. Mais ce n'est pas là une condition nécessaire de succès.

Une fois que le tire-fond est fixé, le manche (B) est enlevé et l'on conduit sur cette tige, la couronne (A) de la tréphine, sur le point où elle doit agir.

Le manche du tire-fond est ensuite remis en place, saisi de la main gauche qui le tient fixe, tandis que la droite manie le manche de la tréphine et scie les os.

Le petit forceps est composé de deux branches de la longueur et de la courbure ordinaire ; mais ses cuillères sont beaucoup plus étroites, et peuvent se rapprocher à ce point qu'elles n'offrent plus que l'épaisseur totale de 3 centimètres. « Nous avons tenu, dit M. Guyon, qu'elles fussent courbées sur le plat, afin de faciliter leur introduction et la préhension du sphéroïde offert par la tête, mais il fallait afin d'obtenir le rapprochement que l'instrument eût une grande élasticité. Il était facile de la lui donner ; car il n'a besoin que d'une très-faible puissance.

« Son élasticité, le fenêtrage des cuillers qui amène inévitablement l'engagement des parties molles dans leurs ouvertures, assure la prise solide de l'instrument.

« Nous avons fait ajouter au manche une petite crémaillère (C) analogue à certaines pinces de Museux, afin que la main du chirurgien n'ait pas à se fatiguer pendant l'extraction, pour soutenir l'élasticité des branches mises en jeu par leur rapprochement. »

Voici maintenant comment on procéde à l'opération.

Le doigt indicateur de la main gauche est introduit dans le vagin, y reconnaît la voûte du crâne et choisit un point quelconque de sa surface, autant que possible au centre de l'ouverture pelvienne.

Le tire-fond (A B) est alors conduit le long du doigt, il perfore aisément les parties molles et s'implante solidement dans la table osseuse ; il est pendant cette manœuvre soutenu par le doigt ; celui-ci est alors retiré, le manche du tire-fond séparé, et la tréphine conduite sur la tige du tire-fond.

Les couronnes du trépan sont d'inégale largeur. Celle de la couronne qui doit être appliquée la première (B) sur la voûte a un diamètre plus grand que celle (A) qui doit être appliquée sur la base ; mais à l'origine M. Guyon ne se servait que de la même couronne pour les deux points.

Cette simplification pourrait répondre à certains reproches adressés par certains praticiens, d'avoir une complication trop grande d'instruments. Mais dans les cas possibles on ferait mieux de se munir des deux couronnes à diamètre inégal pour faciliter le mouvement du deuxième temps. M. Guyon ne s'est du reste servi dans ses premières opérations sur le vivant que d'une seule couronne de trépan.

Après l'application de la première couronne, la rondelle de cuir chevelu et d'os de la voûte du crâne est détachée, ce dont on est prévenu par la mobilité et un sentiment de résistance vaincu. Ces parties sont attirées au dehors avec les instruments, et dès lors le crâne est largement ouvert.

C'est là le premier temps de l'opération.

Nous ferons remarquer que depuis longtemps en Allemagne, en France, en Italie, des trépans destinés à perforer la voûte du crâne ont été employés.

Les Allemands se servent plus habituellement du répan de Kiwisch. En France au contraire on se sert d'habitude des ciseaux de Smellie, modifiés par M. Blot.

C'est avec le deuxième temps de l'opération qu'on commence d'ailleurs l'opération nouvelle.

Le deuxième temps comprend trois manœuvres disinctes :

A. Le toucher intra-crânien,

B. La fixation du tire-fond.

C. La perforation.

A. La toucher extra-crânien constitue en obstétrique une manœuvre entièrement nouvelle. Il offre la plus grande importance ; car c'est grâce à lui que la perforation du crâne peut être faite avec toute la précision et la sécurité désirable.

Voici du reste les règles de cette manœuvre : La main doit être introduite dans le vagin. Cela est nécessaire puisque dans la majorité des cas la tête est retenue au-dessus du détroit supérieur.

L'introduction de la main dans le vagin est, on le sait, une manœuvre à laquelle les accoucheurs sont souvent obligés de recourir.

Dans les cas de bassins viciés, l'excavation est favorable on se le rappelle, pour permettre cette manœuvre, les rétrécissements siégeant pour la plupart au
détroit supérieur et le déformant surtout dans son diamètre antéro-postérieur ou sacro-pubien.

Si je me permets de rappeler ces notions générales,
dit M. Guyon, c'est que je veux aller immédiatement
au-devant d'une objection, et que je désire faire remarquer, que même dans un rétrécissement fort étroit
du détroit supérieur, je pourrai toujours user de toute
la longueur de mon index pour explorer la base du
crâne.

Dans les nombreuses expériences faites par M. Guyon
et par moi sur le bassin artificiel avec des rétrécissements extrêmes de 3 centimètres, jamais nous
n'avons rencontré de difficultés pour atteindre cette
base du crâne.

Sur le vivant cette partie de la tête a été atteinte avec
facilité et dans aucune de nos observations cliniques
cette partie du deuxième temps n'a été un obstacle à
son achèvement complet.

La main, et de préférence la main gauche, est donc
introduite dans le vagin. L'index est alors introduit à
son tour à travers la perforation de la voûte du crâne.

Il faut conseiller de conduire le doigt avec beaucoup
de douceur, et de déchirer avec beaucoup de précaution la pulpe cérébrale. Ce conseil a pour but de ména-
ger la tente du cervelet, qui constitue l'un des points de
repère les plus utiles offerts par la base du crâne.

La tente du cervelet est facile à reconnaître, on sent
sa face supérieure, l'implantation de la faux du cerveau, et surtout, l'on reconnaît bientôt l'ouverture qui

livre passage aux pédoncules, et l'on en suit librement les bords tranchants, jusqu'aux apophyses clinoïdes postérieures où ils s'insèrent.

Cette simple exploration, qui se fait sans que le doigt tout entier ait besoin d'être engagé, nous conduit nécessairement sur le corps du sphénoïde. C'est la clef de voûte du crâne, c'est le point d'élection sur lequel on doit de préférence fixer le tire-fond, qui bientôt y conduira la tréphine.

Il est facile de comprendre que d'autres parties de la base du crâne peuvent être explorées. On peut le faire pour contrôler la position de la tête. Ainsi, porte-t-on le doigt en avant, on sent l'apophyse crista-galli sur les parties latérales les ailes du sphénoïde avec le tranchant de l'apophyse d'Ingrassias. Si l'on descend en arrière et vers le milieu, on suit un plan oblique, c'est l'apophyse basilaire ; bientôt on entre dans le trou vertébral et l'on sent manifestement le bulbe rachidien à droite et à gauche, mais un peu en arrière.

Il est encore facile de reconnaître la base des rochers. Chez les jeunes sujets, le relief des canaux demi-circulaires est, on le sait, fort accusé et il est fort aisé de l'apprécier.

Si le corps du sphénoïde, si l'apophyse basilaire constituent des points d'élection, la base des rochers, l'ethmoïde reconnu à l'aide de l'apophyse crista-galli, le pourtour du trou vertébral, pourraient constituer *des points de nécessité.*

Je m'en suis assuré par moi-même plusieurs fois par des expériences que j'ai faites à cet égard et j'ai vu avec quelle facilité on reconnaissait ces parties. L'aire dans laquelle il est permis d'agir est donc assez éten-

due, et si j'ajoute qu'il suffit toujours d'une seuleperfo-
ration, pour compromettre, ou entièrement détruire
la solidité de la base du crâne, on comprendra que ces
remarques répondent à bien de objections.

Le toucher intra-crânien résout donc une grande indication opératoire. Il éclaire l'opérateur, ce que ne
saurait faire un tâtonnement exercé à l'aide d'un ins-

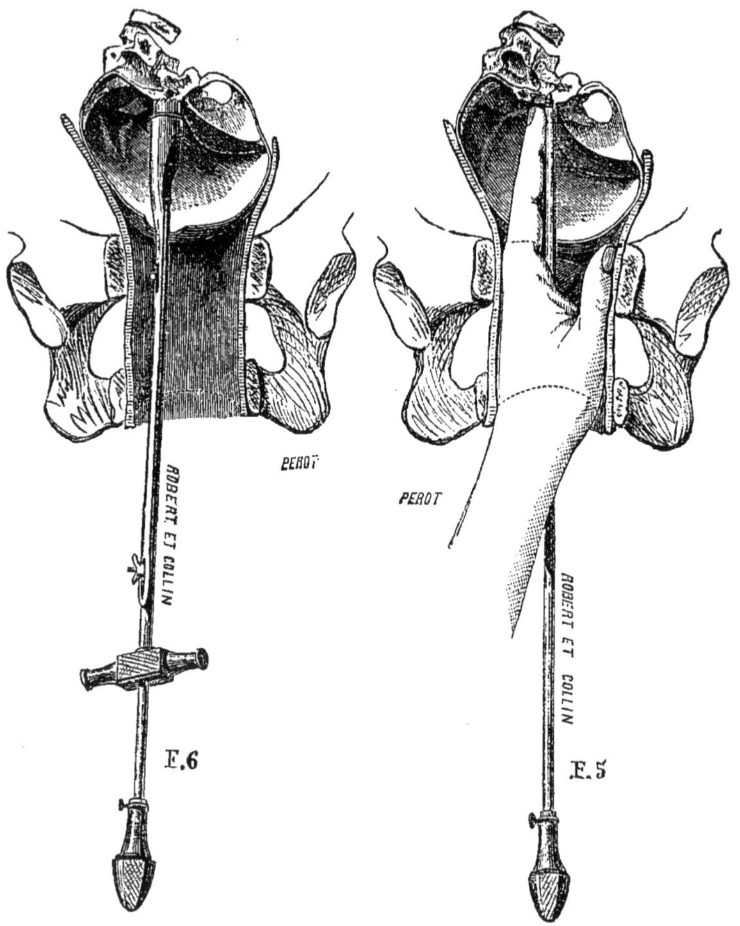

trument; au moins n'avons-nous jamais pu y réussir.
Le toucher intra-crânien peut même rectifier le dia-

gnostic du toucher ordinaire ou extra-crànien, ce qui est arrivé dans le cas de la Maternité, dont l'observation n° 1 est insérée à la suite. On avait annoncé un occiput à gauche, M. Guyon le déclara à droite, dès qu'il eut introduit le doigt dans le crâne. Le doigt de l'opérateur étant placé sur le point d'élection, ou de nécessité de la base du crâne, le tire-fond est introduit.

On lui fait suivre la concavité nécessairement formée par la main placée dans le vagin, puis la face palmaire du doigt. Arrivé au contact des parties osseuses une légère pression le fixe sur le point choisi. Puis, le doigt étant toujours en place, quelques tours l'enfoncent très-solidement dans la base du crâne (fig. 5).

La main est alors retirée et la petite tréphine est introduite, le long de la tige du tire-fond (fig. 6).

Il peut y avoir un léger tâtonnement au moment où l'on franchit la perforation de la voûte du crâne ; mais il suffit de quelques mouvements de latéralité, et le trépan est dans le crâne. Il est poussé à la base, solidement appuyé au contact de cette base, et l'on procède pour manœuvrer comme pour la perforation externe. Le défaut de résistance, la cessation du craquement osseux, entendu et senti, indiquent suffisamment que la scie a franchi l'épaisseur des os et touche aux parties molles.

Mais on est en outre averti par la mobilisation de la pièce osseuse, et je ferai même remarquer que dès que le point fixe du tire-fond est perdu, il est impossible de scier davantage, puisque le tire-fond sert à la fois de conducteur et d'axe de mouvement.

On voit par là qu'il est de toute impossibilité de blesser l'utérus, et on répond ainsi facilement aux reproches faits par certains auteurs.

J'ajoute, en outre, que ce deuxième temps ne subit pas de difficultés dans son application dans les autres présentations. Dans la présentation de la face, on peut attaquer la base par le frontal, les cavités orbitaires, ou même la bouche. Dans la présentation de l'extrémité pelvienne, on peut pénétrer par la cavité buccale et attaquer ainsi l'apophyse basilaire par sa face inférieure. Enfin, dans la présentation pelvienne avec déflexion de la tête, on pourrait arriver sur la base, soit par la région hyoïdienne, ou bien par la nuque, en détruisant ainsi plusieurs arcs vertébraux.

J'avoue cependant que ce dernier point ne me paraît pas complétement élucidé, et je regrette la rareté des têtes de fœtus pour pouvoir l'éclaircir mieux. Ce sont des expériences nouvelles qui nous restent à faire afin d'éviter tout reproche, tout malentendu.

La perforation de la base du crâne pratiquée par la cavité conduit dans le pharynx ou dans la cavité buccale. On voit souvent à nu la base de la langue, lorsqu'on fait ouvrir le crâne après l'expérience.

Le mécanisme de cet instrument est donc, on le voit, entièrement original. L'idée d'attaquer la base du crâne étant dans le domaine médical, M. Guyon a eu l'honneur :

1º D'inventer les instruments ;

2º De faire le toucher intra-crânien, afin de préciser les pointes à attaquer. Nous connaissons les deux temps de l'opération.

On termine l'accouchement en appliquant le forceps de la manière ordinaire. On l'articule ; la crémaillère est abaissée, et la pression de la main sur les manches suffit pour écraser la tête ; la matière cérébrale sort à l'extérieur.

C'est le troisième temps de l'opération.

Avant toute traction on commence par imprimer au forceps un mouvement de rotation qui a pour but de présenter au plus grand diamètre du bassin, c'est-à-dire au transverse, le plus grand diamètre de la tête, c'est-à-dire celui qui est opposé à la pression exercée par les cuillères.

Cette manœuvre, d'ailleurs recommandée pour le céphalotribe, est des plus faciles à exécuter avec le petit forceps de M. Guyon.

L'extraction se fait avec une grande facilité et sans employer de force ; il est aussi très-curieux de voir combien peu d'efforts sont nécessaires pour broyer la tête.

Telles sont les principales réflexions que nous suggère ce troisième temps de l'opération.

CHAPITRE III.

PARTIE CLINIQUE. — OBSERVATIONS CRITIQUES, CLINI-
QUES ET EXPÉRIMENTALES.

Première partie. — Observations critiques et expérimentales.

Ce chapitre présentera la partie critique et expérimentale appelée par le développement du sujet, et suivant les besoins de la cause ; il se terminera par la partie clinique. J'ai réservé à la partie clinique la production intégrale des observations, trop intéressantes pour être condensées dans un simple résumé. Dans les quelques expériences que j'ai faites sur le bassin artificiel que MM. Robert et Collin m'ont construit, j'ai pu, à maintes reprises, engager une tête de fœtus a terme à travers un rétrécissement de 3 centimètres.

Il m'a toujours été facile de la faire passer à travers 4, 5, ou 6 centimètres.

On sait que 5 centimètres constituent la limite extrême de la céphalotripsie.

Ces résultats sont en tous points conformes à ceux de M. Guyon, qui ne veut nullement préjuger de l'application des instruments dans ces cas extrêmes; il affirme seulement, parce qu'il a expérimenté et fait constater un grand nombre de fois à des accoucheurs et aux élèves, que les têtes de fœtus à terme sur lesquelles on a détruit un point de la base du crâne, sont d'une incroyable réductibilité.

Il n'a rencontré personne qui ne fût étonné de leur malléabilité; une fois la perforation faite, on peut avec la main seule parfaitement aplatir une base.

Dans mes expériences j'ai constaté à plusieurs reprises que ce résultat était d'autant mieux atteint qu'on enlevait la rondelle osseuse, au niveau de la selle turcique. Une autre précaution c'est de chercher à imprimer dans l'intérieur du crâne avec l'instrument détaché des mouvements de latéralité, afin de diviser autant que possible la masse encéphalique dont la sortie complète après compression est très-avantageuse pour la réduction.

Cette puissance de réduction est l'un des plus grands avantages de la méthode de M. Guyon, mais il lui reste encore à faire ses preuves sur le vivant, dans les cas de retrécissements extrêmes. Elles les a surabondamment faites pour tous les cas dans les expériences, et suffisamment sur le vivant dans les cas ordinaires, de 7 à 8 centimètres. Les applications montent au nombre de six.

Les avantages de la céphalotripsie intra-crânienne sont, suivant nous, nombreux. Cependant certains

accoucheurs s'inspirant de leurs habitudes chirurgicales ont cherché à soulever contre cette méthode des objections qui me paraissent mal fondées. Ces objections
peuvent se rattacher à plusieurs chefs.

1° *A l'éducation pratique des élèves.* Ils disent bien
que l'opération est bonne, mais qu'elle nécessite une
certaine habileté et une habitude qu'on ne peut acquérir qu'en opérant sur le cadavre (1); il est évident
que pour toute opération il faut une éducation
et, quant à moi, il ne me paraît nullement difficile de
faire à cet égard l'éducation pratique des élèves. Ils
sont certes habitués à reconnaître la surface externe du
crâne, à appliquer un forceps. Vous serait-il donc impossible de leur faire reconnaître soit sur des têtes
fraîches, soit sur le squelette, les différentes saillies
de la base du crâne fœtal ?

2° *A la situation de la tête du fœtus.* D'autres auteurs
objectent qu'on ne peut pas toujours atteindre avec
sûreté le sphénoïde, la tête étant trop élevée. Ce point
me paraît contraire aux faits cliniques recuellis et
à mes expériences qui portent sur des retrécissements
de 3 centimètres.

En supposant même que cette opinion soit fondée,
dans les cas de retrécissement très-prononcé, je répon-
drai qu'il n'est pas nécessaire de toujours atteindre le
sphénoïde. Mes expériences très-variées démontrent
que la réduction de la tête peut se faire, même quand
on attaque d'autres points de la base sur laquelle il
est facile d'arriver.

Quant à la mobilité de la tête, il est facile de la fixer
momentanément jusqu'à l'implantation de la vis. Ce

---

(1) Tarnier. Dict. de Jaccoud, t. XII, p. 677.

point obtenu, elle ne peut plus échapper à l'instrument, qui, d'ailleurs, la ramènera, si elle ne revient d'elle-même, au centre du canal.

3° *A la déviation de sa tête*. Il y en a qui soutiennent que, dans les présentations déviées de la tête, l'instrument ne peut pas atteindre le sphénoïde.

Je ferai la même réflexion que précédemment, et j'ajouterai en outre que dans ce cas la déviation peut être évitée. Par la pression abdominale graduée sur la tête du fœtus on peut faire disparaître cette déviation.

4° *A l'instrument*. La régidité de la tige de l'instrument ne me paraît pas un obstacle sérieux. On peut avec facilité déprimer le périnée ; j'invoque ici l'autorité de plusieurs accoucheurs, de MM. Tarnier, Guyon, pour combattre cette objection. Du reste on peut voir plus loin nos réflexions relatives au changement de courbure dans la tige, et si l'on arrivait à une modification, facile à obtenir du reste, cette objection tomberait d'elle-même.

Enfin cette objection, si elle existe, est la même pour notre instrument que pour tous les autres qui sont rigides.

5° *Conformation du bassin*. — On ne rencontre pas de difficulté dans les rétrécissements antéro-postérieurs peu marqués. Mais les rétrécissements prononcés sont presque toujours accompagnés, je l'avoue, de rétrécissements obliques et des lignes sacro-cotyloïdiennes.

En outre la grande saillie du sacrum existe souvent dans ces cas avec l'enfoncement et le rapprochement des cavités cotyloïdes. Dans ces cas, à cause de la saillie du sacrum, la tête est portée en avant et au-dessus du pubis. L'instrument frise pour ainsi dire l'angle sacro-vertébral, et quelquefois il pourrait y avoir des difficultés dans son application.

Cette objection me paraît la plus sérieuse. Elle n'est jusqu'à ce jour que théorique, puisque nous n'avons jamais eu sur le vivant de rétrécissements au-dessous de 7 centimètres. Nos expériences sur le bassin artificiel ne nous ont pas donné lieu à de pareilles difficultés. Mais cela ne détruirait pas l'objection, puisque dans ces cas, nous n'avons eu que des rétrécissements antéro-postérieurs sans modifications aucunes des autres parties du bassin.

L'avenir seul peut décider du sérieux de cette objection. Mais, si elle avait quelque valeur réelle, on aurait deux ressources : 1° M. Tarnier m'a assuré qu'il y aurait toujours moyen de l'éviter en conduisant le tire-fond parallèlement et derrière le pubis et en déprimant fortement le périnée; 2° on pourrait modifier la courbure de l'instrument et à cet égard on pourrait avoir le tire-fond à articulations mobiles de M. Lüer qui deviendrait courbe et rigide pendant le temps de son implantation et qui reprendrait sa flexibilité au moment du passage de la tige creuse du trépan. Celle-ci aurait d'avance comme l'instrument de M. Lüer une courbure voulue.

Les fabricants d'instruments m'ont assuré qu'il n'y avait pas de difficultés dans cette modification nécessaire peut être dans les rétrécissements extrêmes.

6° *Au point de vue de l'extraction.* — Au point de vue de l'extraction de la tête on peut, avons-nous dit précédemment, ou bien abandonner l'expulsion à la nature, surtout si les contractions sont fortes, ou bien l'extraire par le forceps. Mais peut-on rencontrer des difficultés dans son extraction? Ces difficultés peuvent tenir, a-t-on dit :

a. Aux esquilles; dans toutes nos expériences jamais nous n'avons rencontré de trace d'esquille, d'os dénudé, et perforant le cuir chevelu.

b. Au changement dans les diamètres de la tête fœtale.

Dans toutes nos mensurations après réduction nous avons trouvé :

Le diamètre bipariétal réduit à 3 centimètres et même moins, c'est-à-dire à l'épaisseur des os et du cuir chevelu.

Les diamètres occipito-frontal et occipito-mentonnier ont conservé leur dimension première et rarement ils ont augmenté d'un quart à un demi-centimètre.

J'indique en outre que dans toutes ces expériences la tête s'engageait suivant le diamètre bipariétal (réduit presque à rien) en rapport avec le diamètre sacro-pubien, et que grâce à sa flexibilié très-grande, elle s'incurvait et se moulait suivant la forme de la filière du bassin.

Du reste l'extraction peut être facilitée par un léger mouvement de rotation imprimé à l'instrument. On doit éviter de faire de grands efforts dans ce cas, car ce mouvement est en quelque sorte *encouragé* par la nature qui recherche le diamètre oblique, le moins rétréci.

Je finis la série des objections en ajoutant que rarement les branches du forceps ont glissé sur la tête.

Quant à la non-dilatation du col utérin, du moment où il y a indication pressante dans l'opération, on n'a qu'à pratiquer le débridement du col avec les précautions voulues.

En résumé, les difficultés relatives à la méthode de M. Guyon me paraissent peu sérieuses, ou, si elles existent, il y a moyen de les éviter.

Depuis quelque temps cette méthode paraît être jugée suivant sa juste valeur par un grand nombre de praticiens tant français qu'étrangers. Je n'accuse que les habitudes chirurgicales propres à chaque opérateur dans l'empêchement de sa généralisation.

M. le professeur Spath, de Vienne, l'a jugée en disant qu'elle était sûre et facile à pratiquer. Elle est digne, suivant lui, de toute l'attention des accoucheurs. Le seul inconvénient, c'est qu'elle ne serait applicable que dans les présentations du sommet. Nous savons par nos expériences ce qu'il faut penser de cette dernière objection.

Les observations expérimentales ont été résumées dans le cours de la rédaction des chapitres précédents ; je crois donc inutile d'en faire un article à part. Ces expériences sont assez nombreuses ; elles se complètent surtout avec celles de M. le Dr Guyon.

Je regrette cependant que le temps d'un côté me manque et que les têtes fœtales deviennent rares ; les difficultés ont été grandes à cet égard.

Je m'empresse de remercier, en terminant ce chapitre, mes collègues de l'hôpital Necker, MM. les Drs Guéniot, Lannelongue, Félix Tessier et Chantreuil pour leur obligeant empressement à me fournir des pièces toutes les fois qu'ils en avaient à leur disposition.

Deuxième partie. — Observations cliniques. — Conclusions.

OBSERVATION Iʳᵉ.

Rétrécissement de 7 centimètres et demi; céphalotripsie intra-crânienne; guérison. Je la dois à l'obligeance de M. Guyon.

La nommée D..., primipare, est entrée à la Maternité, le 3 mars 1867 ; cette femme offre tous les caractères du rachitisme. Elle a vu ses règles pour la dernière fois le 22 juillet. D'après son dire, la conception ne remonterait cependant qu'à sept mois et demi.

Le volume de l'utérus qui remplit toute la cavité abdominale, permettrait d'en faire remonter le début à une époque antérieure, mais il est aisé de voir qu'il y a une grande quantité de liquide amniotique. Le volume de l'enfant, que nous donnons plus loin, permet de croire que la grossesse remontait au moins à 8 mois lors de l'accouchement.

Le col était court et ouvert, la tête élevée et mobile ; on arrivait très-facilement sur l'angle sacro-vertébral manifestement dévié à gauche. Le diamètre sacro-sous-pubien mesuré avec le doigt, donnait 9 centimètres, ce qui permettait de conclure à son diamètre sacro-pubien d'environ 7 centimètres et demi.

Bien que l'état du col annonçât un accouchement prochain, on résolut, en raison de la mauvaise conformation du bassin, de provoquer l'accouchement. Mon collègue, M. Trélat, introduisit dans l'utérus l'appareil de M. Tarnier; cette première opération fut faite le 8 avril au matin. Le lendemain, à 10 heures et demie, j'examinai la femme D... avec M. Trélat et Mᵐᵉ Alliot. Le col était à peine effacé, assez souple cependant; les membranes restaient tendues au-dessus de l'orifice, les contractions utérines étaient régulièrement établies.

Les membranes furent rompues séance tenante, et l'on put recueillir 1,380 grammes de liquide. L'état de la mère et de l'enfant était satisfaisant; il fut convenu que l'on attendrait jusqu'à 6 heures du soir, et la femme fut mise au bain.

Le soir, la tête paraissait un peu abaissée, mais une tuméfaction considérable du cuir chevelu s'était produite. L'orifice, à bords souples et minces, était dilaté de 4 centimètres environ, l'état général de la femme bon, le fœtus vivant. A six heures et demie, la femme fut chloroformée, le forceps fut appliqué par M. Trélat, d'énergiques tractions furent pratiquées à plusieurs reprises, mais sans aucune espèce de résultat, la tête ne bougea pas.

L'opération me fut alors confiée, dit M. Guyon; j'opérai d'après la méthode plus haut indiquée.

L'index gauche, introduit dans le vagin, conduisit sur la voûte du crâne le tire-fond que quelques mouvements de rotation y fixèrent; la grande couronne fut alors glissée sur le tire-fond jusqu'au contact de la tête, et bientôt je ramenai à l'extérieur une rondelle de la voûte du crâne.

Je pratiquai, alors, le toucher intra-crânien, et j'annonçai que, contrairement à nos prévisions, l'occiput était à droite, et j'allai trépaner l'apophyse basilaire.

Pour y arriver je fis de nouveau pénétrer le tire-fond en le guidant sur la cavité formée par la paume de la main gauche et le long de la face palmaire de l'index jusqu'au point choisi par le toucher; soutenant le tire-fond avec l'index, je l'enfonçai par quelques tours de vis dans le lieu d'élection. Je fis alors facilement pénétrer la couronne no 2 et trépaner la base du crâne, ce qui se fit très-rapidement et très-complétement.

La rondelle de substance osseuse ne fut cependant pas ramenée à l'extérieur, mais le toucher intra-crânien fit reconnaître qu'elle était parfaitement mobile et complétement dégagée de la perforation.

L'introduction du petit forceps se fit suivant les règles ordinaires, le broiement de la tête se fit sans efforts et des tractions modérées amenèrent la tête à la vulve. Je désarticulai le forceps et dégageai le tronc en tirant directement sur la tête.

L'opération dont j'avais indiqué tous les temps et dont le

manœuvres avaient été suivies par mon collègue M. Trélat avait duré moins d'une demi-heure.

La délivrance fut naturelle et l'examen attentif des parties maternelles ne fit constater qu'une légère éraillure de la muqueuse vaginale au niveau de la fourchette.

Disons d'ailleurs pour ne plus y revenir, que les suites de couches furent naturelles et que la femme D... quitta la Maternité le 11 mai, elle était en parfait état de santé.

L'enfant pesait 2,350 grammes sans la matière cérébrale qui avait été complétement évacuée ainsi qu'il arrive toujours avec cette méthode de céphalotripsie; il mesurait 46 centimètres de long; le diamètre bi-acromial donnait 13 centimètres.

La tète avait été saisie suivant le diamètre occipito-frontal, ou mieux de la face à l'occiput; l'une des branches, la branche mâle était appliquée sur la face précisément sur la ligne médiane; l'autre sur l'occiput. Elle était si complétement aplatie que l'écartement des branches du forceps mesuré à leur face convexe donnait seulement 4 centimètres et demi.

La malléabilité de la tète était absolue dans tous les sens; l'on voit d'ailleurs qu'elle a été écrasée dans le sens le plus défavorable; nous avons cherché à lui restituer sa forme, afin de juger de ses diamètres réels; on peut sans crainte admettre que nos mesures sont au-dessous de la vérité.

Le diamètre occipito-frontal donnait 10 centimètres, c'est celui selon lequel la tète était saisie; il y avait donc réduction d'au moins 5 centimètres et demi; l'occipito-mentonnier 12 centimètres, le bipariétal 8 centimètres.

Le fœtus a été conservé, mais nous n'avons pas pu le retrouver à l'hôpital pour constater les lésions de la cavité crânienne.

Cette première observation démontre : 1° la facilité de l'application de la méthode; 2° la rectification de certaines positions mal déterminées; 3o l'état de santé de la femme, très-favorable au moment de l'opération, n'a pu que rendre ce succès plus complet au point de vue du résultat définitif.

Observation II.

Déformation légère du bassin; exostose volumineuse de l'excavation; rigidité de l'orifice interne de l'utérus ; céphalotripsie intra-crânienne. Guérison.

La femme B... fut admise à l'hôpital Cochin le 12 mai 1867 à 10 heures du soir; l'accouchement paraissait imminent mais bientôt les douleurs se calmèrent, et ce ne fut que le 1er juin à 11 heures du matin que la femme B... fut amenée à la salle d'accouchements.

Cette femme est de très-petite taille; elle ne mesure que 1 mètre 59 cent. de hauteur; les membres inférieurs sont bien conformés, les tibias ne sont par déformés, mais seulement un peu arqués, il n'y a pas de trace sensible de rachitisme. La femme B... nous apprend que la poche des œufs s'est rompue le matin vers 2 ou 3 heures spontanément, depuis elle a été constamment mouillée; nous constatons en effet que les linges sont imbibés de liquide amniotique, le toucher fait immédiatement reconnaître une procidence du bras gauche et du cordon ombilical; une anse très-longue pend dans le vagin.

L'orifice externe est déjà souple et dilatable, l'orifice interne est au contraire absolument rigide, et il est fort difficile d'ex‐ plorer à travers l'ouverture qu'il présente, les parties fœtales situées au-dessus; cependant on finit par reconnaître que c'est la tête qui se présente à l'ouverture supérieure du bassin, mais elle est fort élevée. Le cordon battait régulièrement, l'état de rigidité extrême de l'orifice interne nous engagea à ne tenter la rétropulsion qu'après un bain prolongé. Après une immersion d'une heure, la femme fut reconduite à la salle d'accouchement, la rétropulsion du bras et du cordon fut opérée par la sage-femme de service, et l'on put compter immédiatement après 156 pulsations fœtales.

Les renseignements fournis par la femme B... ne pouvaient pas permettre de préciser exactement l'âge de la grossesse; elle n'avait pas été réglée depuis le 6 août dernier. Le développement de l'utérus nous fit présumer que la grossesse était arrivée environ au terme de 7 mois et demi; c'était pour la troisième fois que cette femme était enceinte; les deux premières fois il y avait eu avortement à quatre mois et à quatre mois et demi.

Nous mesurâmes le bassin; le diamètre antéro-postérieur de l'excavation n'était que peu rétréci; on arrivait en effet sur la face antérieure du sacrum que l'on pouvait explorer dans toute sa hauteur, mais l'on n'atteignait que difficilement l'ongle sacro-vertébral.

En outre il existait sur la paroi latérale droite de l'excavation, très-près du détroit supérieur, une tumeur dure, de consistance osseuse et du volume d'un gros œuf de poule environ, à grand diamètre transversal; la distance de cette tumeur au pubis donnait 79 millimètres, lorsque l'on mesurait en plaçant l'extrémité du doigt sur son sommet; on trouvait seulement 69 millimètres en mesurant de son extrémité antérieure. Pendant la première journée les contractions furent éloignées et irrégulières; aucun changement au col. Depuis minuit les contractions deviennent plus fortes et plus rapprochées; à cinq heures du matin on fait prendre un second grand bain d'une heure; à sept heures et demie du matin les contractions sont fréquentes et douloureuses, la peau est chaude, la femme est agitée. Le col a conservé toute sa longueur, il est chaud et œdématié; l'orifice interne est très-rigide; on peut facilement y passer un doigt, mais on aurait de la peine à y passer deux doigts; les téguments du crâne de l'enfant sont très-tuméfiés. A huit heures trois quarts on constate un écoulement de méconium, on entend encore les battements du cœur du fœtus, mais très-faiblement; la procidence du cordon ne s'est pas reproduite.

Un troisième bain est prescrit; la malade y reste de dix heures à midi. A sa sortie du bain, l'orifice interne est moins raide; les contractions moins douloureuses, assez régulières, un liquide trouble un peu odorant s'écoule par la vulve; la peau est chaude, 39°,4; le pouls donne 128 pulsations; on ne

Kalindéro.   3 retrouve plus les bruits du cœur du fœtus; frissons violents quelques moments après.

J'étais absent, dit M. Guyon, et j'arrive à midi trois quarts; la femme avait des douleurs très-régulières, très-soutenues; l'orifice interne était un peu plus dilaté, de 4 à 5 centimètres environ. Je voulus attendre l'effet de ces contractions énergiques, j'essayai pendant la douleur de refouler l'orifice interne; rien n'avança et bientôt les douleurs diminuèrent et cessèrent à peu près complétement. Je me décidai à agir, je n'étais pas sans appréhension; l'orifice interne était absolument rigide depuis la cessation des douleurs; il perdait le peu de dilatation qu'elles lui avaient fait gagner; le col, très-long, très-œdématié, pendait au-dessous de cette ouverture droite et rigide qui seule permettait les manœuvres.

La femme avait alors 149 pulsations et 39°,4; elle vomissait fréquemment; le ventre était douloureux; je me décidai à n'employer que la petite couronne et j'opérai facilement la perforation de la voûte du crâne; afin de passer aisément le doigt dans le crâne, je donnai un coup de ciseau sur l'un des bords de la perforation de la voûte du crâne, je pus alors malgré l'exostose placer assez facilement la main dans le vagin. J'éprouvai cependant une certaine gêne, et comme je sentais très-distinctement la base de l'un des rochers, je considérai ce point comme étant de nécessité et j'implantai le tire-fond. La perforation de la voûte du crâne fut facile. Pourrai-je introduire le forceps? la première branche passe assez aisément après une résistance assez vive que je surmonte avec lenteur et douceur; la seconde est introduite ensuite. J'articule, je rapproche les branches, et un flot de matière cérébrale m'indique que le broiement de la tête est effectué; on sent l'orifice interne extrèmement tendu sur les branches du forceps; les premières tractions l'entraînent, en écartant fortement les lèvres on peut le voir à la vulve; je tire lentement et bientôt la tête le franchit sans secousse.

Je désarticule et je veux dégager le tronc; cela est impossible par les tractions les plus énergiques; je me hâte d'y re-

noncer, car je sais, car je constate que c'est l'orifice interne
qui m'arrête, et je pourrais le faire éclater. Je dégage le bras
postérieur avec l'index, et je brise l'humérus pour faciliter son
déplacement ; j'opère de même sur le bras supérieur et je peux
alors amener le tronc à l'extérieur. La délivrance fut naturelle, l'examen muniticux des organes ne fait constater aucune
déchirure, l'opération avait duré vingt minutes.

Le soir à 5 heures le pouls était tombé à 128 pulsations ; la
température à 38°,2 ; mais le ventre était douloureux, la malade prit pendant la nuit 1 gramme 40 de sulfate de quinine,
elle eut le ventre largement recouvert d'un cataplasme fortement laudanisé, elle prit un lavement, 15 gouttes de lau-
danum.

Le lendemain son état était meilleur, l'utérus déjà à trois
travers de doigt du pubis et à égale distance de l'ombilic, la
vessie parfaitement vidée. Pour abréger je dirai, que les suites
de couches furent aussi régulières que le permettaient les fatigues de l'accouchement, et que la femme B..., parfaitement
guérie, nous quitta le 20 juin. L'enfant pèse 2,080 grammes
sans la matière cérébrale ; on a omis de mesurer sa longueur ;
la perforation de la base du crâne porte sur la base du rocher
gauche, mais s'est un peu déviée par suite d'un glissement léger
du tire-fond et porte en partie sur le pourtour du trou occipital.

La tête n'en a pas moins été facilement réduite ; elle est
malléable et le forceps qui l'a saisie obliquement est à son
maximum de rapprochement.

Les diamètres de la tête mesurés après que celle-ci a été
autant que possible rendue à sa forme primitive donnent :

Occipito-frontal. . . . .   10 centimètres.
Occipito-mentionnier. . . .   12   —
Bipariétal.   8   —

Lorsque l'on mesure la tête aplatie, ce que nous faisons d'une
apophyse mastoïde à l'autre, afin de bien avoir la réduction de
la base du crâne, nous trouvons 22 millimètres.

Cette seconde observation emprunte surtout son importance

à la rétraction et à l'étroitesse de l'orifice interne ; cette complication si redoutée rend le passage d'instruments volumineux impossible si l'on ne pratique pas d'incision ; ici c'est l'orifice interne qu'il aurait fallu attaquer avec l'instrument tranchant.

La tète était en outre retenue à une grande hauteur, comme il doit arriver avec une contraction de l'orifice interne compliquée d'une déformation du bassin. Celle-ci malgré la présence de l'exostose n'était pas excessive, mais elle ajoutait incontestablement aux difficultés de l'opération. Nous tenons à bien faire remarquer que le rétrécissement de l'excavation ne nous a pas empêché de pénétrer aisément dans le vagin et d'atteindre facilement la base du crâne ; que la réduction s'est faite malgré la lésion qui ne portait que sur un rocher.

_ Atteindre la base du crâne dans un point déterminé me parait un problème résolu.

OBSERVATION III.

Rétrécissement de 7 centimètres et demi. Céphalotripsie intra-
crànienne. Mort.

Cette observation est antérieure aux précédentes ; elle date du mois de décembre 1866 ; elle est incomplète, et les quelques détails je les tiens de l'obligeance de mon collègue et ami M. le Dr Lolliot.

Il s'agissait d'une femme primipare qu'on amena de la ville à l'Hôtel-Dieu parce qu'elle n'accouchait pas ; depuis plusieurs heures déjà le travail était commencé ; par le toucher on arrivait facilement sur l'angle sacro-vertébral ; il y avait un rétrécissement d'au plus 7 centimètres et demi. La dilatation était complète ; on fait une première application de forceps sans succès aucun ; on fit successivement plusieurs autres applications, quatre ou cinq environ, sans amener aucun résultat ; la tête restait toujours au détroit supérieur, et malgré les tractions nous ne pouvions pas, dit M. Lolliot, parvenir à la faire engager ;

on n'avait fait aucune tentative en ville. C'est alors qu'on fit venir M. Guyon, qui appliqua son instrument suivant les règles connues et put terminer l'accouchement assez facilement.

Plus tard, se déclarèrent les accidents de métro-péritonite qui emportèrent la malade.

On ne constata à l'autopsie aucune lésion ni de la matrice ni du vagin ; aucune déchirure, seulement les lésions ordinaires de la métro-péritonite. On put également mesurer le diamètre antéro-postérieur du bassin, qui était de 7 centimètres et demi ; l'enfant était volumineux.

Voilà les quelques renseignements que nous tenons de l'obligeance de M. Lolliot, qui regrette vivement la perte de l'observation qu'il avait prise à l'époque d'une manière complète, c'est le cas auquel assistait M. Tarnier.

Voilà, du reste, les quelques autres renseignements pris auprès de M. Guyon :

La femme était fort épuisée par les manœuvres réitérées faites avec le forceps ; le rétrécissement avait moins de 7 centimètres et demi ; l'accouchement se fit assez facilement, avec cette particularité cependant que le forceps déjà imaginé comme instrument d'amphithéâtre n'était pas encore construit pour la pratique, aussi M. le Dr Guyon dut-il essayer d'extraire la tête avec une pince qui saisissait les os de la voûte du crâne sur les bords de la perforation, mais sans succès. Il ajoute, en outre, que l'extraction ne se fit qu'assez péniblement avec le forceps ordinaire, qui n'est pas un instrument de réduction ; l'extraction put se faire toutefois après la perforation de la base, alors qu'elle n'avait pu se faire avant malgré toute la force employée.

Néanmoins dans un rétrécissement qui nécessite la perforation de la voûte et de la base, il ne conseillerait pas de se servir du forceps ordinaire comme instrument d'extraction ; mieux vaudrait, suivant lui, afin d'éviter les accidents consécutifs, abandonner l'expulsion aux contractions utérines ou l'aider en introduisant un petit crochet mousse dans la perforation ou dans le trou vertébral.

Cette observation nous démontre le résultat malheureux :

1° Par suite de l'épuisement de la femme consécutivement aux nombreuses tentatives d'appliquer le forceps;

2° Par suite de l'absence d'un forceps spécial, véritable instrument de réduction.

La conséquence à en tirer c'est d'éviter dans ces cas les causes qui peuvent épuiser les malades, ce qui diminuerait d'autant les ressources pour un succès complet.

Observation IV.

Pas de rétrécissement : position inclinée de la tête sur l'épaule gauche; céphalotripsie intra-crânienne. Gangrène utérine et abdominale. Mort, autopsie.

Je dois la communication de cette observation à l'obligeance de mon collègue et ami, le Dr Thierry. Je lui conserve toute son étendue à cause de son importance et du complet de sa rédaction.

Hôpital Saint-Louis. — Service de M. le professeur Hardy (novembre 1867).

D... (Marie), femme Drouet, âgée de 40 ans, journalière, est accouchée à Sainte-Marie, chambre n° 1.

D'une bonne santé habituelle ; n'a jamais fait de maladie sérieuse, a déjà eu onze grossesses, qui se sont toutes terminées par des accouchements à terme et spontanés ; son sixième enfant est né mort.

Le 12. *Grossesse.* Elle ne se rappelle plus l'époque des dernières règles, pendant les trois premiers mois, vomissements bilieux et alimentaires le matin; ils reviennent dans les quinze derniers jours de la grossesse; varices volumineuses de la vulve et de la veine saphène interne.

Mouvements fœtaux perçus vers la fin du quatrième mois, ils persistent depuis.

Elle est prise de premières douleurs, le 15 novembre, à 8 heures du soir : elles sont peu vives et localisées dans les reins. La poche des eaux se rompt spontanément dès la première douleur.

Le 16. Douleurs plus vives, en ceinture. .

Le 17. Une sage-femme lui donne du seigle ergoté et quelques heures après, demande un médecin qui fait deux applications de forceps au détroit supérieur, tire énergiquement et sans résultat; la mère cesse de percevoir les mouvements fœtaux.

Accouchement. A son entrée à l'hôpital, on constate à 3 heures du soir : col effacé, dilaté complétement; tête mobile au détroit supérieur, placée suivant le diamètre oblique droit; la fontanelle occipitale étant à droite et en avant, la face regardant la symphyse sacro-iliaque gauche, la suture bipariétale en avant, sentie derrière la symphyse pubienne; tumeur séro-sanguine, occupant la base du pariétal du côté droit et la partie antérieure de la tête, empêchant de sentir la fontanelle antérieure. Le doigt arrive facilement sur l'oreille droite postérieure.

Ventre développé, tympanisé, renvois, envies de vomir; pouls petit, à 128 pulsations. On n'entend ni souffle utérin, ni bruit de cœur fœtal.

Les eaux amniotiques sont entièrement écoulées; utérus très-contracté sur les parties fœtales ; ecchymoses nombreuses et éraillures profondes de la muqueuse de la vulve et de l'orifice du vagin. '

Les contractions utérines sont irrégulières et douloureuses; le forceps est appliqué transversalement, s'articule facilement, mais glisse immédiatement. Appliqué une deuxième fois il ne peut être articulé.

J'applique le forceps une troisième fois, dit M. Thierry; les branches sont introduites plus profondément, posées suivant le diamètre bi-iliaque du bassin; elles s'articulent facilement, ce qui indique que la tête n'est pas volumineuse; les sutures et la fontanelle postérieure sont étroites, non séparées par des membranes dilatées : on ne pouvait donc pas supposer une hydrocéphalie.

Anesthésie pendant les tractions; celles-ci n'amènent pas la tête.

5 heures du soir. M. Guyon trouve la tête au détroit supérieur, mobile, ramenée dans l'axe antéro-postérieur du bassin, la face en arrière, l'occiput en avant, la fontanelle postérieure derrière la symphyse pubienne, la tête toujours inclinée sur l'épaule gauche.

Une nouvelle application de forceps est faite, les tractions ne peuvent déterminer l'engagement de l'extrémité céphalique, d'ailleurs les branches glissent quelques instants après.

Céphalotripise intra-crânienne. Le tire-fond est introduit le long de l'index gauche et fixé au crâne au milieu du détroit supérieur; la première couronne glissée le long de la tige enlève à la voûte du crâne une rondelle osseuse de 2 centimètres et demi de diamètre; elle a porté sur la partie postérieure du pariétal droit, non loin de la fontanelle postérieure.

Le toucher intra-crânien fait reconnaître la lame quadrilatère du sphénoïde et la deuxième couronne enlève une rondelle osseuse qui appartient à l'apophyse basilaire, au corps du sphénoïde postérieur et comprend une partie de l'aile interne de l'apophyse ptérygoïde gauche; cette nouvelle ouverture donne dans l'arrière-cavité des fosses nasales.

Le doigt ne peut pas prendre le point de repère habituel, indiqué par M. Guyon, la tente du cervelet, car consécutivement aux applications de forceps faites antérieurement, la dure-mère était décolée et la tente non tendue comme elle l'est normalement.

Le forceps spécial est appliqué transversalement sur la tête, s'articule facilement, la substance cérébrale sort avec abondance et quelques tractions permettent le dégagement de la tête.

Le col utérin revenu sur lui-même est appliqué sur le cou et descend avec le fœtus; M. Guyon introduit de nouveau le forceps, réduit le diamètre bis-acromial et, l'instrument retiré, il dégage facilement le bras postérieur, puis l'antérieur, et achève l'accouchement.

La délivrance est faite sans accidents une heure après.

Le fœtus pèse 3,525 grammes, abstraction faite de la substance cérébrale : il mesure 52 centimètres.

Potion eau-de-vie ; sulfate de quinine, 1 gramme ; injections fréquentes avec eau-de-vie camphrée à 52°.

Suite de couches. — Le 18 novembre : assoupissement sans sommeil pendant la nuit; pouls à 108, large ; peau modérément chaude ; ventre tendu, ballonné, tympanisé; utérus mal limité ; sensibilité du ventre surtout au niveau de la fosse iliaque interne droite.

Lochies peu abondantes ; la malade perd ses urines ; l'examen de l'urèthre ne fait pas reconnaître de déchirure ; nausées sans vomissements ; pas d'altération des traits.

Glace ; bouillon ; sulfate de quinine, 1 gramme ; injections ; cathétérisme fréquent.

Le 19, au matin. Accidents précédents plus marqués; fièvre ; deux vomissements aqueux. Douleurs dans la cuisse droite, fosse iliaque droite et le bas-ventre.

OEdème pâle de la vulve qui est tendue ; infiltration sanguine de l'orifice du vagin; écoulement involontaire des urines. — Même prescription.

Le 20. Etat ut suprà ; en outre, on constate des douleurs sourdes, continues à la vulve et dans la fosse iliaque interne droite, exagérées par la pression qui perçoit à ce niveau une tuméfaction diffuse avec empâtement douloureux siégeant dans la paroi abdominale antérieure, sans rougeur de la peau.

Douleurs dans la cuisse droite ; lochies peu abondantes, sans odeur; œdème avec tension des grandes lèvres et coloration violacée de la peau ; écoulement involontaire des urines ; pas de trace de perforation du côté du vagin. Langue un peu sèche, soif vive, renvois, nausées. — Même traitement.

Le 21. Symptômes plus marqués ; langue sèche ; facies altéré.

Le 22. Assoupissement alternant avec agitation ; pouls petit, à 120 ; peau chaude ; ventre plus ballonné, tendu, avec saillie des anses intestinales ; douleurs à la pression sur toute la paroi abdominale, principalement au niveau de la fosse iliaque. Tuméfaction diffuse, étendue depuis l'arcade fémorale jusqu'à droite de l'ombilic ; plus large en bas qu'en haut, douloureuse à la pression, sans fluctuation, sans rougeur à la peau ; les mouvements des cuisses, surtout de la droite, sont doulou-reux. Miction involontaire.

Lochies sans odeur ; œdème dur et violacé des grandes lèvres ; ecchymose de la face interne de la vulve et du vagin, sans gangrène.

Langue rouge, sèche ; renvois, un vomissement aqueux ; trois selles diarrhéiques. Amaigrissement, yeux enfoncés ; teint jaune, terreux de la peau.

Glace, bouillons, vin de Bordeaux ; potion eau-de-vie, sul-fate de quinine ; injections camphrées ; cathétérisme.

A six heures, pouls à 132, petit ; hoquet.

Le 23. Mort à deux heures du matin.

Le 24. *Autopsie* trente-six heures après la mort. Péritoine injecté, comme poisseux ; pas d'épanchement ; quelques flocons purulents dans le cul-de-sac rétro-utérin et le long du côlon ascendant ; anses intestinales très-dilatées. Rien dans l'intestin.

Gangrène du grand bassin. — De chaque côté du bassin, de l'arcade fémorale aux parties latérales de la colonne lombaire, on remarque surtout au niveau des fosses iliaques une teinte livide, noirâtre, spéciale ; le péritoine est intact ; le tissu cellulaire sous-péritonéal est grisâtre ou noirâtre, mou et dé-chiqueté, sans organisation apparente, infiltré de liquide sa-nieux et de gaz. Le muscle iliaque de chaque côté est d'un rouge livide avec parties décolorées, mou, ramolli, se laissant déchirer à la moindre traction. La même altération existe dans les psoas, dans les parties qui correspondent au détroit supérieur et s'étendent un peu vers les insertions supérieures; elles sont plus accusées à droite.

Les vaisseaux sont intacts, les nerfs du plexus lombaire le sont également et spécialement le nerf crural. Les lésions de la gangrène ont leur maximum d'intensité au niveau des fosses iliaques.

Gangrène de la paroi abdominale. — Dans l'épaisseur de la paroi abdominale antérieure on trouve le tissu cellulaire, les muscles mous, ramollis, infiltrés de sang et de pus. Ces lésions siégent dans la partie droite de la paroi; elles rendent la paroi plus épaisse, empâtée et ne s'accusant à l'extérieur par aucune coloration de la peau; canal de l'urèthre sain; vessie également saine, sauf à sa partie antérieure. Sur la face antérieure en haut et à droite, derrière la branche horizontale du pubis, on, trouve une perforation irrégulière, mesurant 2 centimètres et demi de large sur 1 centimètre de haut : elle a des bords mous, déchiquetés, noirâtres.

Elle établit une communication entre la vessie et le tissu cellulaire de l'excavation.

Gangrène de l'utérus. — L'utérus est volumineux : il mesure 24 centimètres de hauteur sur 15 de largeur, il présente des petites ecchymoses à sa surface.

Les parois d'un blanc pâle au dehors sont d'un rouge violacé au dedans. Le tissu utérin est ramolli, se déchire à la moindre traction.

Les sinus sont sains sans foyers purulents.

La cavité utérine offre à sa surface des flocons purulents; la face interne est infiltrée de pus; elle est grisâtre, ramollie.

Les sinus sont remplis par des caillots noirâtres, sans altération de la membrane interne.

La face postérieure de la cavité présente une désorganisation complète dans toute sa hauteur. A sa surface, on voit quelques tractus irréguliers, grisâtres, ramollis; au-dessous une matière noirâtre, comme de la gelée de groseille, épaisse, sans organisation aucune.

Le col est mince, noirâtre, avec des déchirures à sa surface;

elles occupent une grande partie de son épaisseur et l'une
d'elles la perfore complétement.

Telles sont les principales altérations constatées à l'autopsie.

Réflexions. — Cette observation contient plusieurs
détails intéressants que je laisse de côté pour ne m'oc-
cuper que de ce qui est relatif à la céphalotripsie ; j'exa-
minerai spécialement l'accouchement en lui-même
et la part que l'on doit faire à l'opération dans la ter-
minaison fatale. A quoi faut-il attribuer les difficultés
de l'accouchement ?

Eliminons tout d'abord une mauvaise conformation
du bassin : cette femme était déjà accouchée onze fois
et toujours naturellement; d'ailleurs à l'autopsie il n'y
avait pas de traces d'un rétrécissement du canal pel-
vien. Le volume de l'enfant n'était pas un obstacle sérieux à l'accouchement ; nous ne pouvons qu'émettre
une hypothèse sur la nature de l'obstacle, car nous
n'avons pas assisté au début du travail.

. Nous rappellerons que la poche des eaux s'est rompue à la première douleur ; que, onze heures après, la
tête étant toujours au détroit supérieur, une sage-
femme prescrivit deux doses d'ergot de seigle ; que
43 heures après le début du travail et la rupture des
membranes, après plusieurs applications de forceps
faites en ville, nous constatons à l'hôpital : un trouble
notable des contractions utérines ; une présentation de
la tête en 4ᵉ position de l'occiput, une inclinaison de
l'extrémité céphalique sur l'épaule gauche. Il est donc
probable que les difficultés de l'acccouchement doivent
être attribuées à la rupture primitive des membranes
avant l'engagement de la tête dans l'excavation ; à
l'existence primitive d'une position droite postérieure,

le mouvement de rotation ne s'étant pas achevé à une période aussi peu avancée du travail ; enfin et surtout à l'inclinaison de la tête sur l'épaule.

Faut-il attribuer à la céphalotripie intra-crânienne l'inflammation gangréneuse de l'utérus et du grand bassin qui a causé la mort ?

Il suffit pour répondre à cette question, d'indiquer quel était l'état de la femme à son entrée à l'hôpital. Le pouls était à 128, petit ; le ventre était développé, tympanisé ; la malade avait des renvois et des envies de vomir fréquentes, sa faiblesse était extrême; la face interne de la vulve et l'entrée du vagin étaient le siége d'ecchymoses tellement nombreuses et d'éraillures tellement profondes qu'on aurait dit qu'on avait piétiné sur ces parties. Cet état était donc très-grave ; il dépendait de la longueur et des fatigues du travail, des tractions violentes que l'on avait faites sur le forceps, violences que prouvaient les contusions de l'entrée des voies génitales.

A l'hôpital le forceps a été introduit quatre fois et suivant les règles ; une fois il ne put être articulé ; dans les trois autres fois les pressions ont été faites avec lenteur et prudence. Le mouvement de rotation achevé, l'inclinaison de la tête corrigée, on aurait certainement pu terminer l'accouchement avec le forceps; mais, l'enfant étant mort depuis longtemps, M. Guyon s'est décidé à pratiquer la céphalotripsie pour ne pas fatiguer la mère. Les parties génitales ont été protégées avec soin et préservées du contact des instruments et des esquilles : après la perforation de la voûte et de la base du crâne, il a suffi de quelques tractions légères pour terminer l'accouchement.

Toutes les lésions doivent être mises, suivant nous,

sur le compte du forceps et aucune d'elles ne doit retomber sur la méthode de M. Guyon ; nous l'avons assez expérimentée pour affirmer sa complète innocuité.

Je termine ces réflexions que pour bien juger des résultats d'une opération au point de vue statistique, il faut tenir compte : si son application a été faite dans un moment favorable, ou bien si elle n'a été pratiquée que *in extremis*.

OBSERVATION V.

Rétrécissement de 7 centimètres et demi ; céphalotripsie intracrânienne ; guérison. (Renseignements fournis par M. le Dr Gasne.)

Mme D..., née à Lisbonne, 18 ans, enceinte et à terme ; elle accouche le 27 novembre par la céphalotripsie intracrânienne.

Sa taille accuse 1 mètre 43 ; elle nous dit qu'elle a eu une enfance débile ; elle n'a marché qu'à 3 ans ; la menstruation s'est établie à 15 ans ; mais elle a été irrégulière jusqu'au moment de la grossesse ; elle est la fille d'un père mort poitrinaire à 14 ans et d'une mère morte jeune, également tuberculeuse ; frères et sœurs morts tuberculeux ; notre malade s'est bien portée depuis son mariage. Appelé le 27 novembre 1867 auprès de cette dame, je fus frappé de la petitesse de sa taille et de l'étroitesse apparente de son bassin.

Les douleurs se succédaient depuis longtemps sans que le travail avançât. Le toucher nous fit reconnaître un rétrécissement de 7 centimètres et demi portant sur le détroit supérieur.

Plusieurs applications de forceps toutes infructueuses nous démontrèrent, dit cet honorable praticien, l'impuissance de ce moyen.

M. Guyon fut appelé en consultation, et après une nouvelle

application de forceps, aussi infructueuse que les précédentes, il se décide à faire la céphalotripsie intra-crànienne ; l'enfant était vivant. L'opération se fit avec la plus grande facilité ; le forceps fut appliqué de la même main, l'autre restant dans le vagin, comme dans le procédé de M. Hatin, pour faciliter l'introduction des branches et protéger les parties génitales pendant l'extraction de la tête. Ce dernier temps fut facile, et pendant toute la durée de l'opération M. Guyon conserva la position assise. La perforation portait à la fois sur l'apophyse basilaire et sur le sphénoïde. L'enfant était d'une taille et d'un poids moyens.

La mère eut à la suite de la tympanite avec gonflement des parties génitales externes ; en outre, le médecin remarqua pendant quelques jours un peu de phlegmatia alba dolens ; ces accidents peu marqués cédèrent facilement à des laxatifs, des lotions, des embrocations sur les membres inférieurs ; enfin au sulfate de quinine.

Le rétablissement était complet au bout de six semaines, puisque le médecin a rencontré la malade bien portante et n'accusant aucune souffrance. C'est donc le troisième succès ; on voit qu'ils se dessinent avec les cas favorables.

OBSERVATION VI.

Rétrécissement de 8 centimètres et demi ; céphalotripsie
intra-crànienne ; mort.

Elle a été recueillie pendant mon internat dans le service de M. Woillez, à l'hôpital Necker.

Salle Sainte-Cécile, n° 3, entre le 3 décembre 1867, la nommée Bizien (Marie), àgée de 30 ans, journalière.

Voici du reste les renseignements recueillis sur son compte, assez difficilement toutefois, car elle ne parle que breton.

Elle est enceinte et à terme ; elle souffre depuis quatre à cinq jours ; elle a eu deux accouchements antérieurs et à terme ; le premier accouchement il y a eu huit ans ; l'enfant est venu mort ; le travail a duré une journée ; pas d'application de forceps, ni aucune opération obstétricale; le deuxième accouchement il y a six ans et demi; l'accouchement fut encore facile; l'enfant est venu vivant et a vécu jusqu'à deux ans et demi; il est mort à la suite de la rougeole; devenue veuve il y a six ans, la mère s'est remariée au bout d'un an; enceinte depuis neuf mois d'après notre calcul, sa grossesse s'est passée régulièrement; œdème des jambes seulement pendant les trois derniers mois. Quand on l'interroge sur ses antécédents les renseignements qu'on obtient sont : toujours bien portante; elle est forte, robuste; tempérament pléthorique, assez bien constituée; pas de traces de rachitisme; pas la moindre incurvation des membres inférieurs; pas de déformation du thorax : la mensuration nous donne 1 mètre 46 pour la taille; 39 centimètres pour la longueur de la jambe.

Pas d'altération des autres organes; souffle anémique au premier temps à la pointe. Cette femme à son entrée dans notre service avait des douleurs très-vives, mais l'accouchement se prolongeant trop, je fais plusieurs applications de forceps sans résultat notable; le col était effacé et complétement dilaté; la tète au détroit supérieur non engagée; présentation du vertex en quatrième position.

Le soir je préviens M. Guyon vers les dix heures; à son arrivée il se livre à un examen détaillé de la malade avant de rien entreprendre; il confirme les renseignements précédents et les complète par ce nouvel examen de la femme. L'enfant parait vivant, gros, volumineux; il y a procidence du cordon qui du reste n'est pas comprimé. Le col est complétement dilaté; il est du diamètre de 7 à 8 centimètres.

Présentation de la tète; l'occiput est à droite et la tète se présente par le pariétal gauche; le toucher donne un rétrécissement qui me parait être de 8 centimètres et demi.

On fait une première et une seconde application de forceps sans résultat aucun. Les battements du cœur du fœtus très-sourds deviennent imperceptibles, très-rares; sortie de méconium en très-grande quantité. Enfin, la femme affaiblie

perd de plus en plus ses forces et nous fait déjà craindre pour
le succès de l'opération ; cette dernière considération décide
M. Guyon à faire le sacrifice de l'enfant et terminer l'accouchement par la céphalotripsie intra-crânienne.

Il est inutile de décrire en détail tous les temps de l'opération et les précautions prises à cet égard : l'exposé des règles
nous est connu ; M. Guyon implante le tire-fond sur le
pariétal gauche, et fait la perforation ; il pénétre dans le crâne,
ne peut pas facilement trouver la tente du cervelet, aussi pour
éviter toute perte de temps cherche-t-il le rocher, qu'il trouve
avec facilité ; seconde application de la couronne à ce niveau ; application facile du forceps spécial ; extraction de l'enfant sans difficulté aucune ; durée de l'opération, 25 minutes
environ ; écoulement de sang assez abondant venant de
l'utérus.

Le 29 décembre on constate : état de la malade paraît très-
satisfaisant ; elle rit, cause et demande à manger ; facies excellent, rouge, animé ; pas de frissons ; pouls à 80 pulsations ;
peau normale, non fébrile ; ventre gros, mais souple ; pas la
moindre sensibilité ; pas de coliques utérines ; la matrice
paraît dure, rétractée ; pyriforme ; elle atteint l'ombilic.

L'examen des parties nous fait voir un écoulement léger de
sang, mêlé de caillots. L'examen de l'enfant nous fournit :
aspect de la plus belle santé ; il pèse 2800 grammes, le crâne
vidé ; il a 55 centimètres de long sur 17 centimètres de largeur
au niveau des épaules (diamètre bi-acromial).

Je cherche à donner à la tête sa forme première, afin d'en
mesurer les diamètres ; ceux-ci me paraissent être :

Le bipariétal de 9 centimètres et demi ;

L'occipito-frontal de 12 centimètres et demi ;

L'occipito-mentonnier de 13 centimètres et demi.

Les diamètres de la tête, réduite par le forceps, sont : le
bipariétal de 4 centimètres et demi au-dessus et au niveau des
apophyses mastoïdes, de 5 centimètres et demi au-dessus et
au niveau des oreilles ; de 7 centimètres et demi au niveau et
au-dessus de l'apophyse zygomatique ;

Kalindéro.   4

Le diamètre antéro-postérieur est de 12 centimètres et demi ;

Le diamètre occipito-mentonnier, de 13 centimètres et demi ;

Le diamètre sous-occipito-bregmatique, de 9 centimètres et demi.

La conclusion à tirer, c'est que ces diamètres n'ont point changé après la réduction de la tête et confirment ce que nous disions précédemment : que les diamètres restent ordinairement les mêmes et qu'ils ne s'allongent que rarement de un quart à un demi-centimètre.

Le poids de la tête séparée du corps pèse, sans le cerveau, 470 grammes.

L'examen détaillé du crâne nous donne : tête recouverte partout par le cuir chevelu ; pas d'esquilles ; point de fragments faisant issue au dehors ; les deux pariétaux sont complétement aplatis l'un sur l'autre. La couronne de trépan externe porte sur le pariétal gauche.

Les fenètres du forceps laissant voir (quand on l'applique) les joues du fœtus qui y sont fortement engagées et constituent un point solide pour la traction ; le frontal forme deux angles saillants en dehors.

Je regrette de ne pas pouvoir reproduire ici la figure de la tête vue suivant ses trois dimensions, avec le forceps qui la réduit. La couronne de trépan porte intérieurement sur l'étage moyen et à droite ; la rondelle osseuse appartient à la grande aile droite de sphénoïde, immédiatement en dehors de la selle tarcique, et en avant du bord antérieur du rocher droit. Telles sont les principales lésions de la tête.

Voyons maintenant les suites de l'accouchement. Le soir l'état de la femme continue à être très-satisfaisant.

Le 30 décembre. Ventre ballonné à la visite du matin ; tympanite qui porte sur l'intestin grêle : le ventre a une forme pyriforme et saillante en avant et au niveau de l'ombilic, ce qui nous fait penser à la distension de la vessie ; mais la sonorité à ce niveau et l'absence d'urine par le cathétérisme nous font penser à l'utérus au devant duquel sont interposés les intestins distendus. La matrice a cependant diminué de volume; son fond est à égale distance du pubis et de l'ombilic.

Sensibilité légère au niveau du ligament large droit; pas de nausées ni de vomissements; constipation; écoulement vaginal séro sanguinolent continu.

Facies bon, non altéré.

Pas de chaleur à la peau; cependant le pouls est fréquent, à 106 pulsations.

Cataplasmes, onguent mercuriel.

Le soir. Son état s'aggrave; nausées, vomissements depuis trois heures de l'après-midi; facies crispé, abdominal, de péritonite; coloration jaunâtre subictérique qui tranche sur la coloration rouge des pommettes; les yeux sont légèrement excavés; des sueurs inondent la face; langue blanche; constipation; ventre plus ballonné, très-sensible, principalement dans la fosse iliaque droite; la sensibilité est du reste générale; peau chaude, pouls petit, fréquent, à 140 pulsations.

En un mot, symptômes qui indiquent le début d'une métro-péritonite. La malade est trop fatiguée pour que nous pratiquions le toucher vaginal.

Dès le soir, je fais appliquer quinze sangsues au niveau de la fosse iliaque droite; sulfate de quinine 1 gramme en trois fois.

Le 31 au matin. État presque *ut suprà;* le pouls petit et fréquent à 140 pulsations.

Le facies parait moins altéré; le ventre est moins sensible, moins tendu. Cependant les nausées persistent; vomissements rares de matières jaunâtres, bilieuses.

Je lui applique un large vésicatoire sur le ventre, suivi après 8 à 10 heures d'onguent mercuriel.

Toutes les heures un paquet de sulfate de quinine (2 grammes en 10 paquets).

Le soir. L'aggravation se prononce davantage; je quitte l'hôpital Necker au 1er janvier 1868, et je complète cette observation par les renseignements fournis par mon collègue et ami, M. Alling, interne des hôpitaux.

L'état de la malade empire de plus en plus; les accidents de métro-péritonite se prononcent de jour en jour, et la malade finit par s'éteindre le 3 janvier au matin.

L'*autopsie* faite vingt-quatre heures après a démontré : lésions de péritonite limitées au petit bassin; peu étendues; fausses membranes jaunâtres.

Utérus gros, volumineux; métrite évidente avec détritus noirâtre au niveau de l'insertion du placenta; pus concret dans les sinus et au niveau des ligaments larges sur l'angle supérieur de l'utérus. Point de traumatisme; point de rupture ni de l'utérus, ni du vagin; rien du côté de la vessie; absence complète de lésion du côté des autres organes; congestion à la base des poumons, injection légère du cerveau.

Le rétrécissement du bassin est de 8 centimètres et demi environ.

Réflexions. — Cette observation nous paraît le seul insuccès réel qui doive figurer dans les statistiques, au point de vue du résultat définitif; l'opération n'a donné lieu par elle-même à aucune méprise; la malade, quoique très-fatiguée, paraissait offrir beaucoup de chances au point de vue de sa réussite; la mort a été produite par une métro-péritonite non traumatique qui s'est développée à la suite des mauvaises conditions hygiéniques de notre salle.

En résumé, sur 6 faits l'opération a donné lieu à trois succès complets. Il est à remarquer que dans ces trois cas les malades ont été complétement dirigées par le chirurgien qui a assisté au début de leur accouchement, et qui en intervenant a pu juger du moment opportun et éviter les manœuvres aussi graves que celles auxquelles sont malheureusement soumises les malades pour lesquelles, en désespoir de cause, on a recours à un *accouchement* capable de mener à bien une opération obstétricale grave.

Quant aux faits de l'Hôtel-Dieu et à celui de Saint-Louis, les conditions étaient tellement mauvaises que la méthode n'a été appliquée, pour ainsi dire, que *in extremis*. Il est à remarquer cependant que l'opération a été facile et simple.

Le fait de Necker se présentait dans de meilleures conditions, mais l'état sanitaire de la salle donnera facilement l'explication de cet insuccès.

On aurait réellement tort de comparer ces résultats à ceux fournis soit par le céphalotribe, soit par l'instrument de M. Hubert, soit par les autres sphénotribes ; pour juger il faut attendre de nouveaux faits. Je crois ne pas m'avancer en espérant qu'ils viendront tous à l'appui de notre conviction que la méthode est facile à appliquer, et qu'elle pourra donner de plus beaux résultats statistiques que ceux fournis par les autres procédés. Pour toutes les méthodes de céphalotripsie comme pour toutes les opérations obstétricales graves, il faut d'ailleurs tenir compte, comme nous l'avons fait pour la céphalotripsie intra-crânienne, du moment et des conditions dans lesquelles est appelé l'accoucheur.

Je termine la rédaction de cette thèse par les conclusions suivantes :

CONCLUSIONS

Les avantages de la céphalotripsie intra-crânienne sont les suivants : 1° elle permet d'agir hors du contact des parties maternelles, ou tout au moins de l'utérus ; la main ou le doigt conducteur sont seulement introduits dans le vagin ; les instruments perforateurs agissent à l'abri dans l'intérieur même de la cavité crânienne.

On introduit, il est vrai, un petit forceps pour pratiquer l'extraction du fœtus, mais il est bon de faire remarquer :

a. Que l'introduction de cet instrument léger et très-peu volumineux ne saurait être comparée à celle du céphalotribe et même du forceps ordinaire; la compression est tellement facile et complète que M. le Dr Hélot, de Rouen, a pu l'employer avec un plein succès dans deux cas de crâniotomie de la voûte.

b. Que rien ne s'opposerait dans beaucoup de cas, une fois la perforation double pratiquée, à ce qu'on laissât l'expulsion du fœtus aux seuls efforts de la nature.

c. Que cette expulsion pourrait être favorisée, ainsi que nous l'avons fait dans les nombreuses expériences, par l'introduction d'un crochet mousse, dans la perforation ou dans le trou vertébral.

2° La céphalotripsie intra-crânienne permet d'arriver sûrement à détruire la base du crâne. Elle permet de la détruire *efficacement,* d'un seul coup pour ainsi dire, ce que l'on ne peut certainement espérer dans tous les cas, avec la céphalotripsie extra-crânienne.

3° Lorsque l'extraction est directement tentée avec le petit forceps, elle se fait avec des conditions de réduction et de prise solide que l'on n'obtient pas toujours avec la céphalotripsie ordinaire.

4° Enfin la manœuvre principale de la destruction d'un point de la base du crâne peut facilement se répéter sur le cadavre ou sur le bassin artificiel. Les élèves peuvent acquérir une véritable expérience par ces manœuvres qui ne différeront en rien, du moins pour leurs parties essentielles, sur le vivant et sur le cadavre.

5° Enfin, grâce au toucher intra-crànien et à la construction des instruments perforateurs, elle offre le degré de méthode et de précision toujours rigoureusement exigée de toute opération chirurgicale importante.

La céphalotripsie intra-crânienne n'est pas réservée aux seuls cas où le sommet se présente ; nous avons vu précédemment comment il faudrait agir dans les autres présentations.

A. Parent, imprimeur de la Faculté de Médecine, rue Mr le-Prince. 31